U0694659

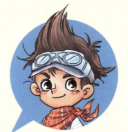

爱提问的当当

找到小秘密

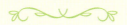

王琳 李成文◎著

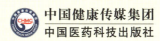

中国健康传媒集团

中国医药科技出版社

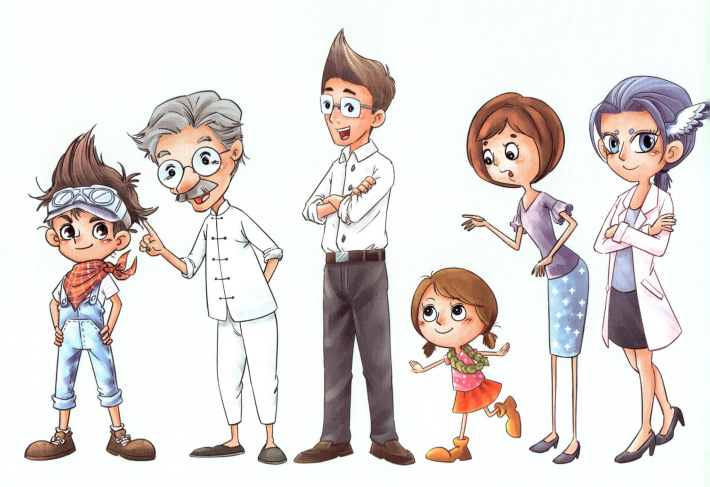

当当　　　神农爷爷　　　爸爸　　　奥珍　妈妈　花鹊医生

主要人物介绍

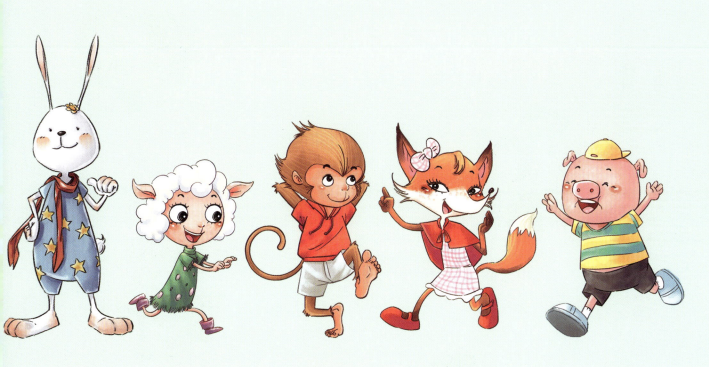

依菲　　萝丝　　　皮皮　　阿莱莎　　　代文

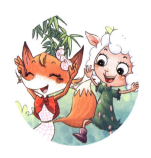
鲜竹沥躲到哪儿去了　　　1

11　秋菊里的秘密
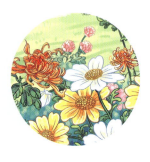

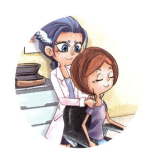
抓住阿是穴的小尾巴　　21

31　道地药材哪里找
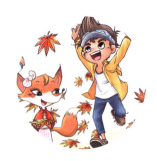

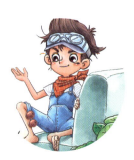
神秘的红圆印　41

鲜竹沥
躲到哪儿去了

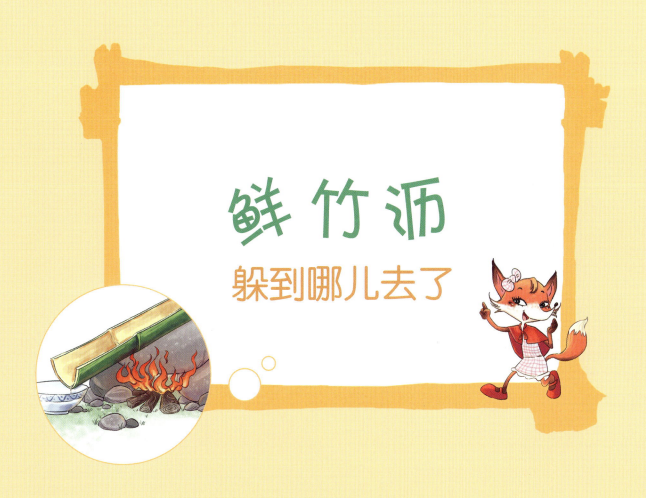

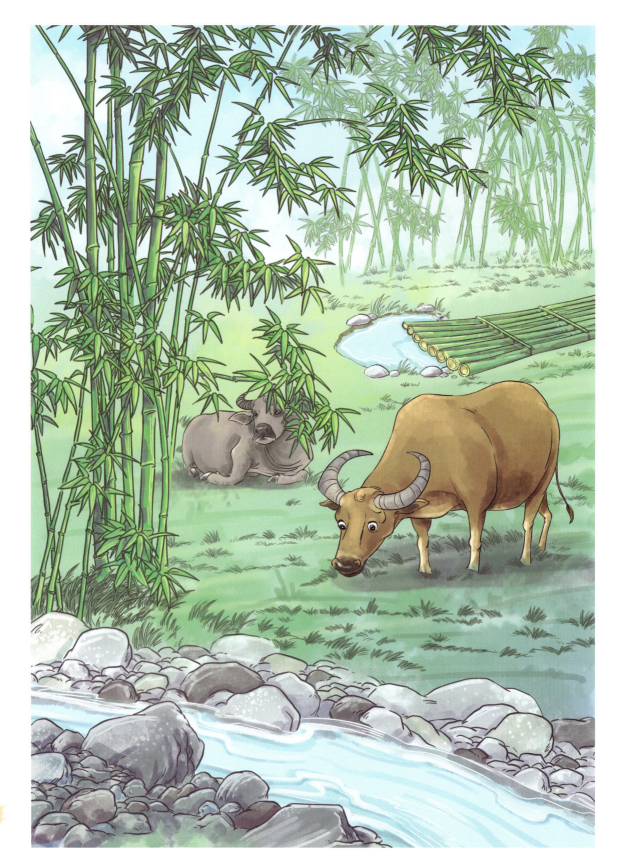

春天的一个周末，阳光灿烂，当当一家邀请神农爷爷和花鹊医生去野炊，当当的好朋友们也一同前往。一路上叽叽喳喳，欢声笑语。

竹林边一条清澈的溪涧潺潺（chán）流淌，翠绒绒的草地上两三头大水牛悠哉（yōu zāi）地吃着草儿，一只小竹筏（fá）静静地躺着，下面还有一些浅浅的积水。

"这里不错，是个野炊的好地方。"

爸爸招呼大家下了车，开始做野炊准备。妈妈带着当当、阿莱莎、萝丝和奥珍捡了一筐小蘑菇，居然还在小溪里抓到了一些小虾。"好了，孩子们，我和爸爸做饭，你们和花鹊医生、神农爷爷一起玩儿去吧。"

当当他们看到草地上的竹筏，欢呼着跳了上去。"看，我像不像个艄（shāo）公？"当当拿起一根竹篙叉着腰站在竹筏前面，阿莱莎、萝丝在竹筏上踩起水来，皮皮变戏法地掏出了喷水枪，和代文玩起了打水仗，奥珍捡起两个短竹竿敲打着，为他们加油鼓劲儿，好不热闹！

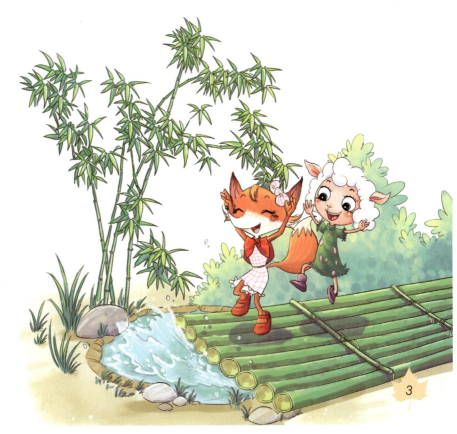

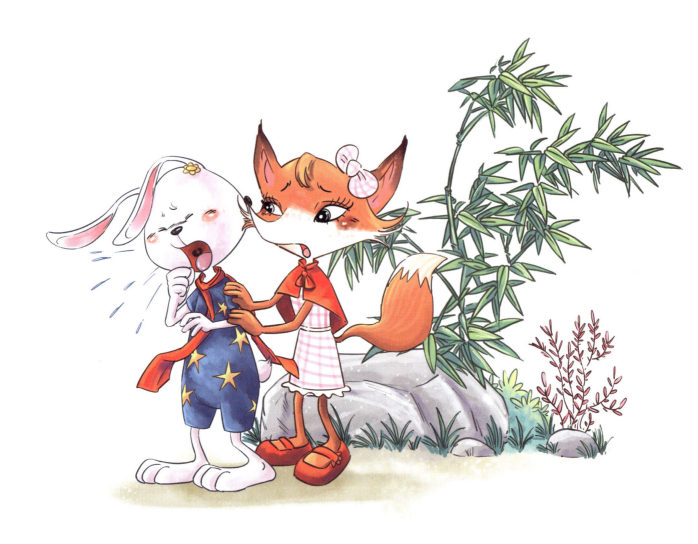

这时依菲突然咳嗽起来，大家急切地围了上去。

花鹊医生详细询问了依菲的病情："你是感冒咳嗽治疗不彻底，痰热未除，另外大便也有点干结吧？"依菲点了点头。

花鹊医生转身对神农爷爷说："先给依菲用点我们带的川贝枇杷露，再熬一付四竹大黄汤吧，我和当当妈妈去挖大黄，剩下的药您准备吧。"

当当问道："爷爷，是要用竹子配药吗？竹子难道也能治病？""对呀。四竹大黄汤里一共有四种竹子药物。"

神农爷爷从竹子上摘下竹叶："竹叶味甘芳香，能够清热解毒、生津液、除烦渴。"然后用刀刮去竹子翠绿的表皮，又像刮甘蔗（zhè）一样将第二层皮刮成丝条："这个叫竹茹（rú），又叫竹二青，治肺热咳嗽的效果很好。"

"当当，把你手里的竹篙（gāo）拿过来。"神农爷爷劈开竹篙的末端，掉出一块淡黄色的东西："看，这是第三种药，名叫天竺（zhú）黄，清热祛痰作用强。"当当捡起天竺黄："爷爷，这是怎么回事啊？""你们看，这个竹篙有一个洞，是被竹黄蜂咬伤后留下的，竹子的创口流溢的分泌物贮（zhù）积在竹腔内，干涸（hé）以后就成为天竺黄了。"

当当接着又问："第四味药是什么呀？""这第四味药啊，叫鲜竹沥（lì），它也在竹子上，你们找找它吧。"

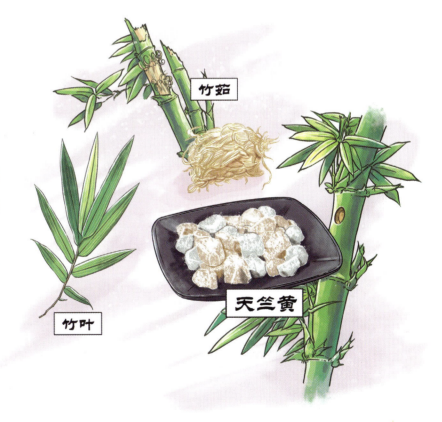

竹茹

竹叶

天竺黄

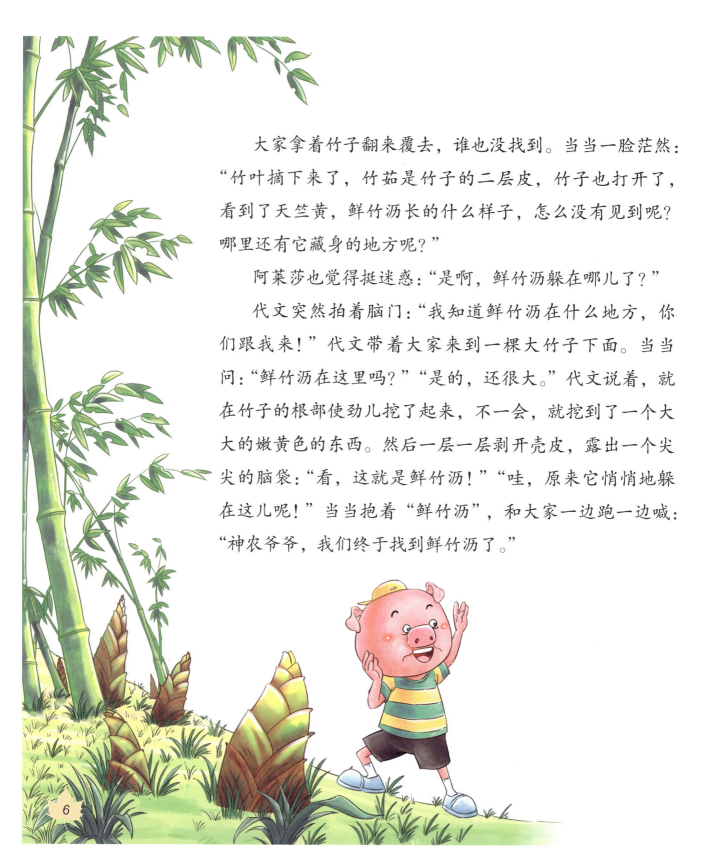

　　大家拿着竹子翻来覆去，谁也没找到。当当一脸茫然："竹叶摘下来了，竹茹是竹子的二层皮，竹子也打开了，看到了天竺黄，鲜竹沥长的什么样子，怎么没有见到呢？哪里还有它藏身的地方呢？"

　　阿莱莎也觉得挺迷惑："是啊，鲜竹沥躲在哪儿了？"

　　代文突然拍着脑门："我知道鲜竹沥在什么地方，你们跟我来！"代文带着大家来到一棵大竹子下面。当当问："鲜竹沥在这里吗？""是的，还很大。"代文说着，就在竹子的根部使劲儿挖了起来，不一会，就挖到了一个大大的嫩黄色的东西。然后一层一层剥开壳皮，露出一个尖尖的脑袋："看，这就是鲜竹沥！""哇，原来它悄悄地躲在这儿呢！"当当抱着"鲜竹沥"，和大家一边跑一边喊："神农爷爷，我们终于找到鲜竹沥了。"

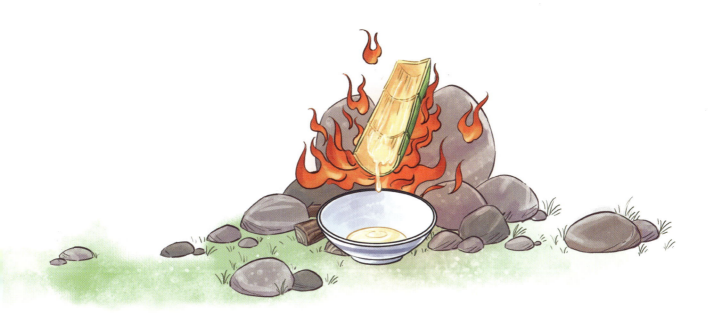

　　神农爷爷看到后，忍不住大笑起来："哈哈哈，这是一只大竹笋哦！"
"什么？这不是鲜竹沥啊？"当当很沮丧。

　　"别失望，让我们来见证奇迹吧。"

　　神农爷爷把竹子截出一段，从中间劈（pī）开，削去一端的竹节，架在两块石头上，还在地上放了一个小碗，然后在竹子下面点燃了柴火，不一会儿，竹子里渐渐冒出了淡黄色清澈（chè）的液体，欢快地滴落在小碗里。

　　当当看得很入迷："哇！好神奇，这是什么啊！"

　　神农爷爷说："这就是鲜竹沥！"

　　当当惊讶地张着嘴巴："啊！原来它躲在这里呀！难怪找不到呢！"

　　"鲜竹沥是竹子茎杆内的汁液，清热化痰止咳作用特别好，是治疗儿童咳嗽吐黄痰的良药。"神农爷爷端起小碗，让大家看清楚。

依菲喝下四竹大黄汤后，不仅吐出了黄痰，咳嗽减轻，连干结几天的大便也顺利地排出来，症状明显缓解了。

空气中弥漫着饭菜的清香，草地那边传来了妈妈的喊声："孩子们，开饭了。"豆豉春笋、竹筒竹鸡、笋尖鱼、红烧肉炖竹笋、野葱炒河虾、泥鳅蘑菇竹笋汤、香喷喷的竹筒米饭、清香的竹叶茶。

大家一看午餐，都惊呆了，代文的口水不知不觉都流了出来。"这里还有你们的劳动果实呢，开吃吧！"耶……！

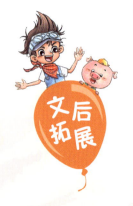

文后拓展

1. 你知道鲜竹沥藏在什么地方了吗？

2. 谜语：小时青青腹中空，长大头发蓬蓬松，姐姐撑船不离它，哥哥钓鱼拿手中。

3. 插画涂涂色。

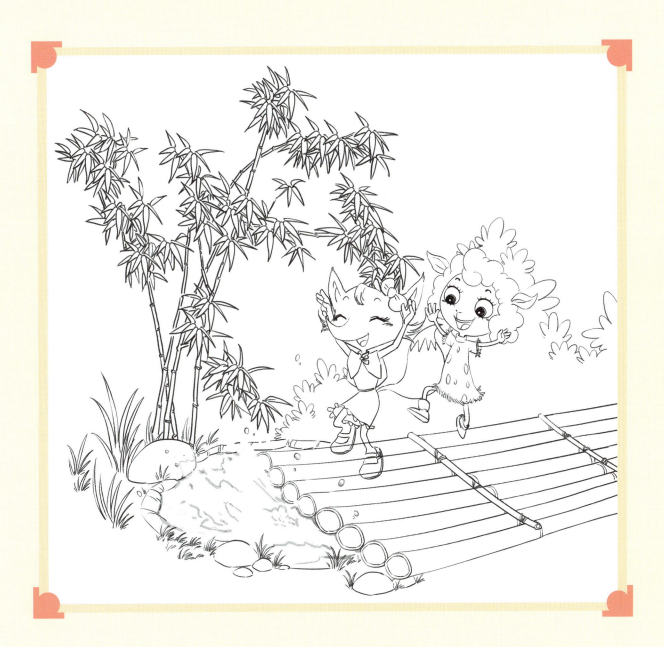

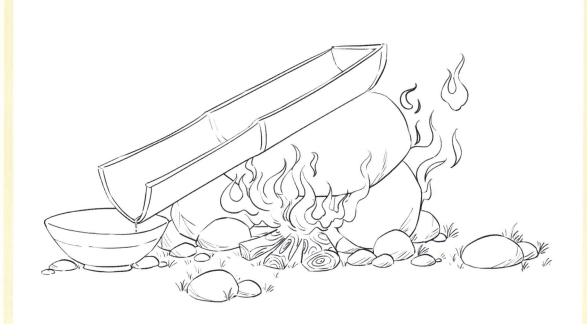

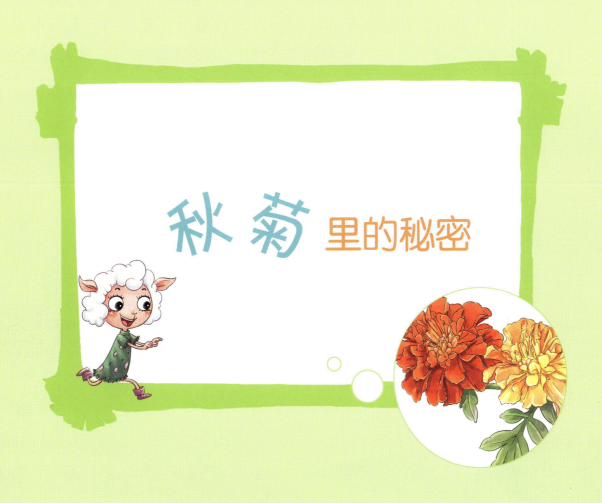

秋菊 里的秘密

重阳节，当当和朋友们到百草园里的菊园赏菊。拱门上各色菊花组成的"神农菊园"字样格外醒目，园内万紫千红，游人如织。独本菊、大立菊、艺菊、案头菊、吊蓝菊、墨菊、绿云、帅旗……与漫山遍野的野菊交相辉映，一片菊花的海洋。

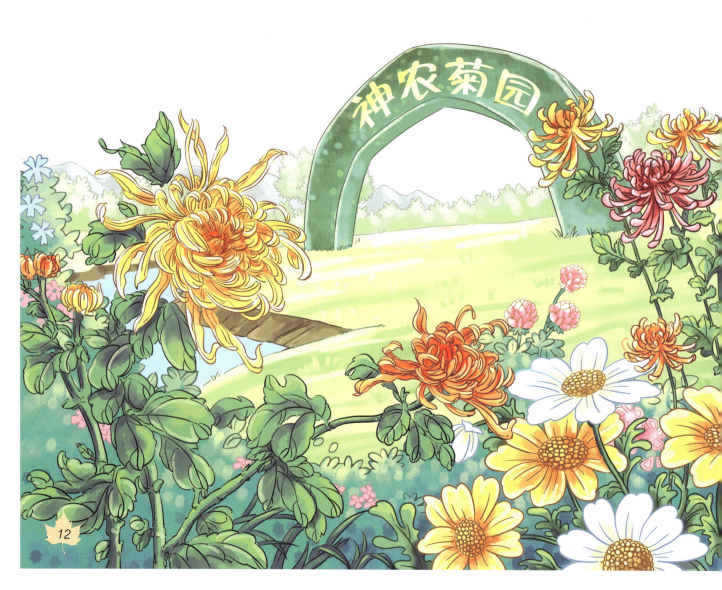

"菊花！我来了！"大家激动地大声喊着。

咔嚓咔嚓……金色饱满的大黄菊，粉紫烟花般的长线菊，纷纷跳进阿莱莎的镜头。层层叠叠新奇别致的绣球菊前挤满了先睹为快的人群，它的花一瓣连着一瓣，一层包着一层，萝丝和松松围着它仔细地数着。

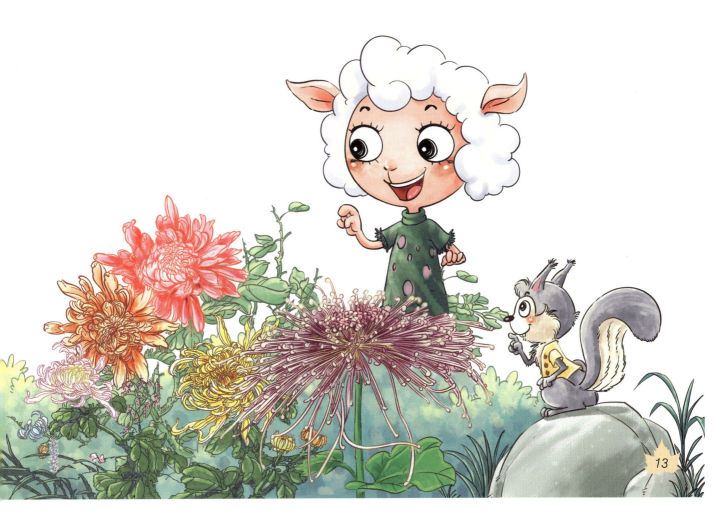

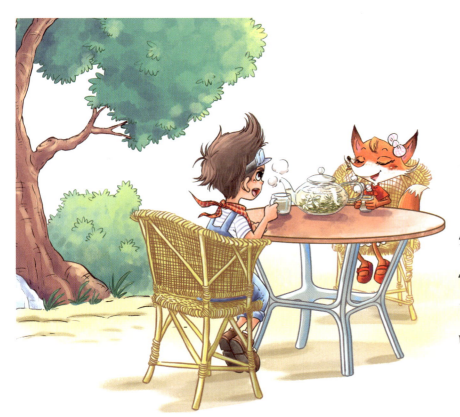

赏完菊花，大家来到了神农爷爷的药馆。

神农爷爷端着一只茶壶："口渴了吧，来，喝点茶。萝丝和松松呢？"

当当说："他们两个在后面，一会儿就到。"

"好清香的茉莉花茶啊！"当当和阿莱莎你一杯我一杯大口大口地喝着，不一会儿，就喝了个精光。

阿莱莎说："爷爷，我们再泡一壶茶吧。"

"好的。"神农爷爷起身又泡了一壶茶，给当当和阿莱莎倒上。

"现在有点烫，等凉一下再喝。怎么样？菊花好看吗？"

阿莱莎说："我特别喜欢绿牡丹菊，没想到还有绿色的菊花！"

当当说："我喜欢悬崖菊，整枝垂下来，好长好长！菊花的品种多得数不过来了！"

神农爷爷说："是啊，菊花起源于中国，有 2500 多年的栽培历史，品种有 3000 多种，是中国种植最广泛的一种传统名花……"

茶凉了，当当喝了一下杯子里的茶："咦？这个茶怎么有点苦啊？"

阿莱莎也喝了一口："嗯，是有点苦……"

神农爷爷说："现在你们喝的是药用菊花茶，这种茶早在唐朝的时候，人们就已经开始饮用了。"

当当疑惑地问："药用菊花？菊花也能治病？"

"对，菊花可以分为观赏菊和药用菊，药用菊能治疗眼睛干涩、感冒，咽喉疼痛，还能延缓衰老。"神农爷爷拿出几只鲜艳菊花，说："这些是安徽的亳（bó）菊、滁（chú）菊、浙江的杭白菊、河南的怀菊花，它们都是非常著名的药用菊花，有很好的疗效。"

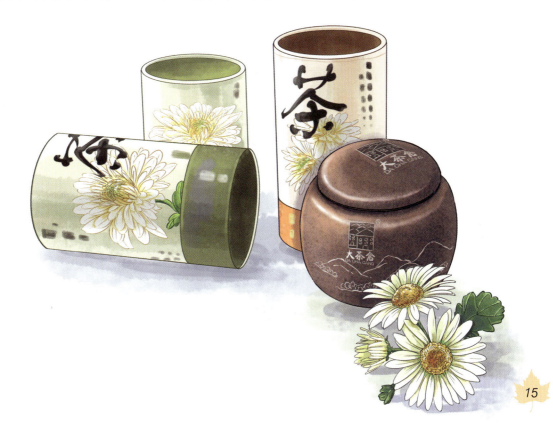

萝丝和松松揉着眼睛回来了。

　　神农爷爷问："你们怎么了？"

　　萝丝说："在太阳下看菊花的时间太长了，眼睛有点干，还有点酸。"神农爷爷又问："那还有没有别的情况呀？"松松说："我们在坐车来的路上看了一会 iPad。"

　　神农爷爷说："阳光和 iPad 显示器中都存在一定的有害蓝光，在晃动的环境中看 iPad，更容易引起眼睛疲劳、干涩，严重的时候会出现视物模糊、疼痛。"萝丝惊讶道："啊，这么严重，以后不这样做了。"松松的脸上露出了一丝不安。

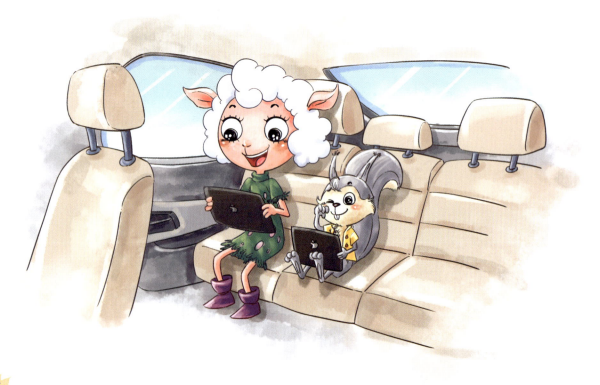

当当端起茶杯："萝丝、松松，爷爷讲菊花可以治眼睛，你们多喝点菊花茶吧。"神农爷爷却端起另外一个瓷壶说："萝丝、松松喝这壶菊花茶更合适。菊花能保护眼睛，主要是含有叶黄素。叶黄素被称为希望之星，是构成人眼视网膜黄斑区域的主要物质，它可以吸收有害的蓝光，避免蓝光对眼睛的损害。"

萝丝和松松赶快接过神农爷爷递来的茶，喝了下去。

过了一会儿，萝丝说："爷爷，我觉得眼睛好点儿了，是因为喝了菊花茶吗？"神农爷爷说："应该有一定的作用，但不会这么快，这和你的眼睛得到了休息也有关系。这壶茶是用云南的万寿菊冲泡的，它是所有菊花中叶黄素含量最高的，如果长期喝万寿菊茶和服用万寿菊制成的高纯度叶黄素片剂，效果才会突出。"

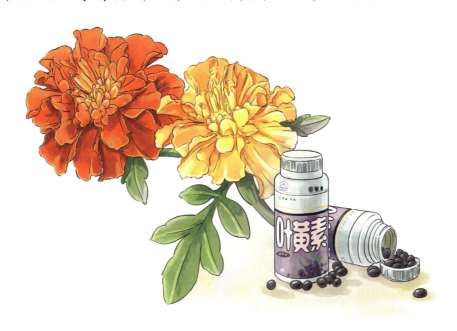

"九日重阳节，开门有菊花，好吃的东西来啦……"菊花蛋糕、蟹黄菊花饼、菊花米糕、菊花酥、菊花蛋挞（tà），菊花果冻，神农爷爷端出用菊花做的点心，请大家品尝。

　　萝丝举着菊花酥："登高远望菊花处，保护眼睛叶黄素。"

　　哈哈哈……

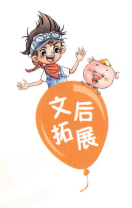

文后拓展

1. 菊花里藏着什么小秘密？
2. 插画涂涂色。

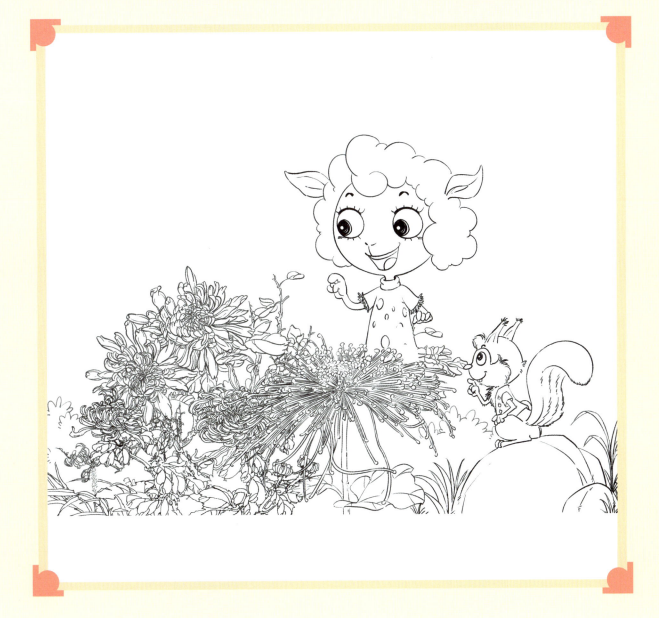

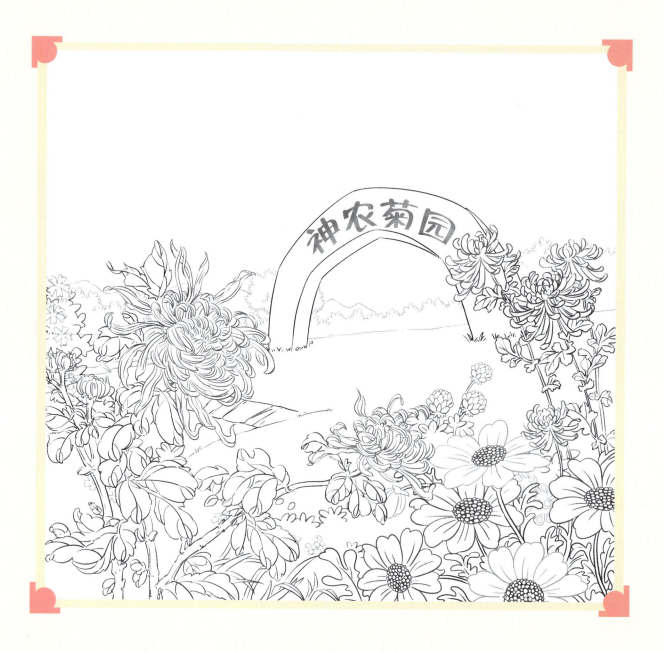

抓住
阿 是 穴
的小尾巴

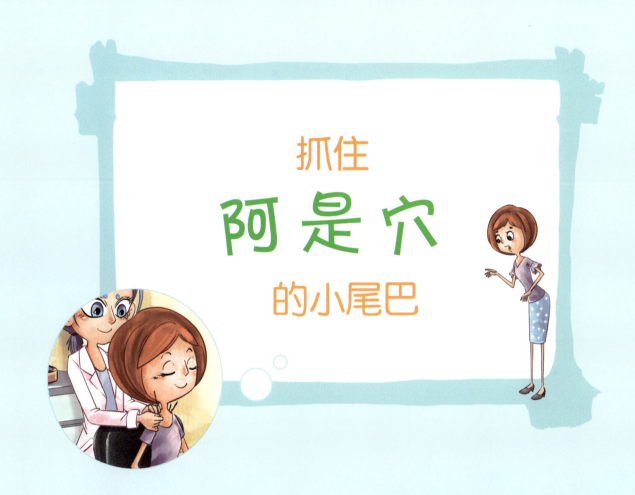

龙子湖**畔**（pàn）笔直的银杏树换上了夏装，全身绿油油的，好像一把把**撑**（chēng）开的大伞。五彩缤纷的晚霞，像被打翻的颜料映红了天际。

　　"这么漂亮的景色，妈妈都不和我们一起看，天天在电脑上打字，和文字生活在一起了！"当当一边扔着小石子，一面抱怨着。

　　奥珍也**撅**（juē）起了小嘴："是啊，妈妈半天都不动。"

　　爸爸安慰当当和奥珍："等妈妈忙完了，会陪你们的。"

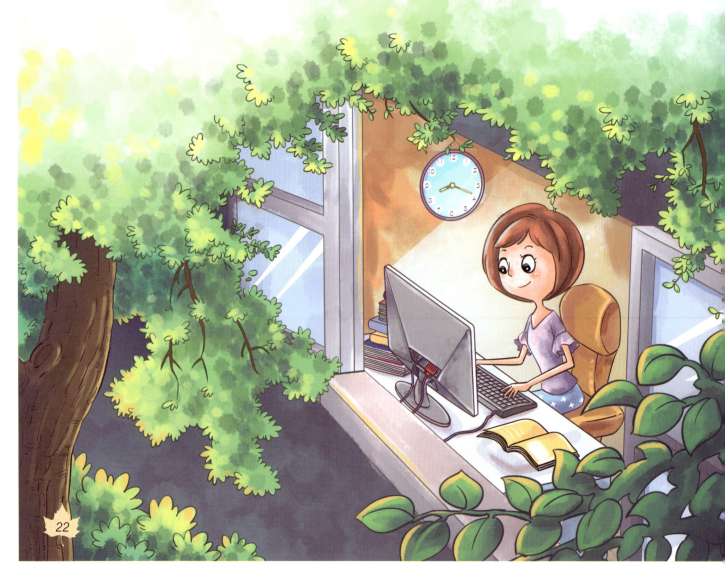

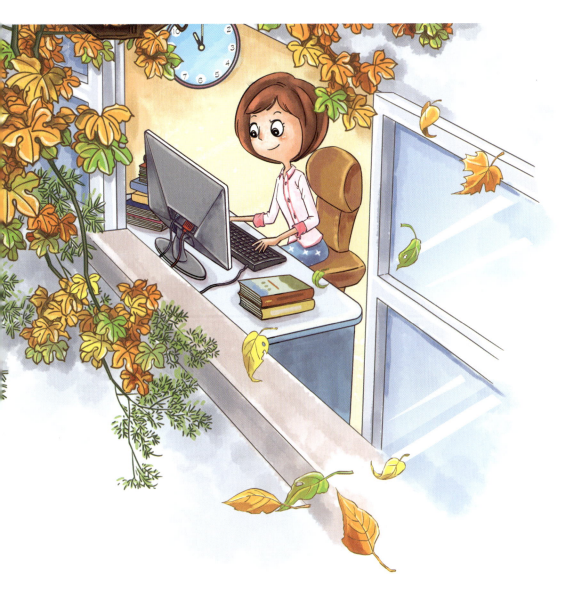

秋天到了，金黄色的银杏叶在冷风中纷纷飘落。夜深人静，妈妈揉着酸困的肩背，把累涩（sè）的双眼从电脑屏幕上移开："啊，总算搞定了！！"

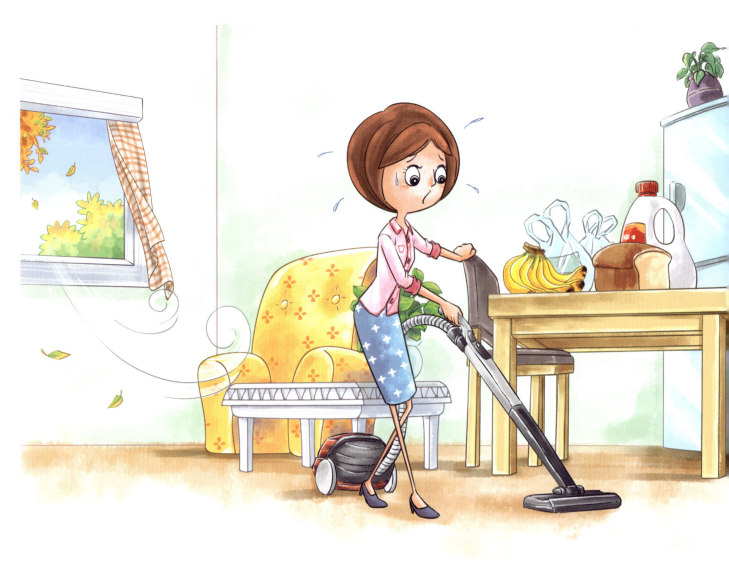

　　一大早，妈妈就开始用吸尘器打扫房间，清理院子里的落叶，干得满头是汗，又拎起包包上街买东西，准备做家宴（yàn）。

　　"啊，这么多好吃的，这个烧鹅，芥末起司烤南瓜，妈妈好久都没有做给我们吃了。"当当和奥珍开心地围着餐桌。

"妈妈的小说完成了，特意做这些好吃的，感谢你们的理解和支持，来，我们庆祝一下，大家都端起杯子。"

　　"啊呀，我的肩膀好痛！"妈妈叫了一声，当当、奥珍赶快用小拳头给妈妈捶了起来，急切地问："妈妈，您好点了么？"爸爸说："是不是得了肩周炎，我们去找花鹊医生看一下。"

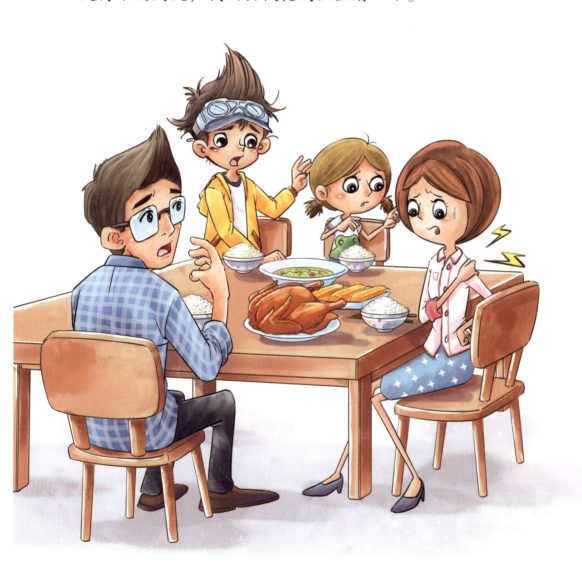

诊所里，花鹊医生给妈妈做了检查："您这个情况属于肩部肌肉挛（luán）急性疼痛，是由于劳损，又感受了风寒引起的。伏案工作或使用电脑过久，肩部关节得不到活动，长时间僵（jiāng）持，肩部会出现酸痛，生活中提重物，拉伤肩部肌肉，也会出现疼痛的感觉。"

　　当当附和着说："妈妈最近天天在电脑上工作，昨天还提了一大瓶洗衣液。"

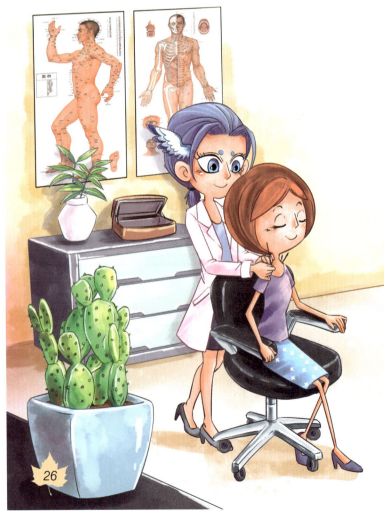

　　"这样啊，我给您选取'阿是穴'按摩针灸（jiǔ）一下。"花鹊医生说。

　　当当听到这个陌生的词，很是新奇："阿是穴？好奇怪的名字，什么是阿是穴啊？"

　　花鹊医生说："'阿是'是江南方言，是'是不是，可是'的意思。临床上它多用于疼痛性病证。"

　　"阿是穴在哪里啊？"当当很想知道。

"阿是穴在身体正常的状态下是不存在的。"花鹊医生回答。

　　"啊？不存在？那怎么找呀？您不是说要给妈妈按摩阿是穴吗？又说它不存在，我都糊涂了。"当当有点着急。

　　花鹊医生接着说："但是如果身体有病了，它就出现了。所以它是一类临时性穴位。"

　　"是这样啊，那怎么才能找到它呢？"

　　"阿是穴虽然没有固定的位置，但它一般多在病变的附近或其他部位，旁边还可伴有结节或条索状物，在这些地方进行按压，出现的疼痛点，就是阿是穴。"

　　当当迫不及待地说："那您赶快给妈妈找阿是穴吧。"

　　当当妈妈坐在椅子上，花鹊医生用拇指点按她的肩部。"哎呀，这里好痛！"接着又点按手背，"哎呀，这里也好痛啊！"

　　"阿是穴找到了！当当，你来按压试一试。"花鹊医生指点着。当当试了一下："妈妈，这里最痛吗？""嗯，是，是。""啊，阿是穴真的找到了！"

　　花鹊医生在阿是穴上按摩、针灸，妈妈挛急的肌肉变得松弛起来，肩部的酸痛慢慢缓解了。

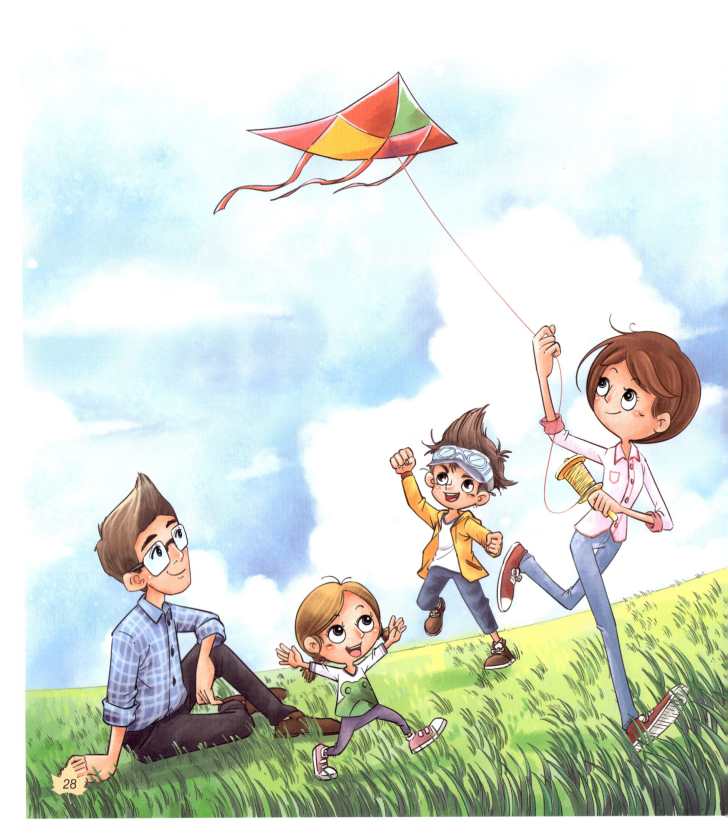

周末的一天，爸爸做了一只大风筝，妈妈和当当、奥珍在草地上放飞，风筝刚一起飞，就一头扎下来，挂落在一个树叉上。

奥珍着急地拍着手："哎呀，风筝挂住了。"当当站在树下面使劲儿蹦（bèng）起来去够，妈妈跑过来，踮起脚，举起手臂，三下五除二就把风筝摘下来了。

"咦？妈妈，您的胳膊可以举起来，肩膀不疼了？"当当问道。妈妈使劲甩了甩胳膊，举举上臂，高兴地说："哎呀，肩膀好了啊！"当当又按压了妈妈肩部和手背的阿是穴，疼痛的感觉消失了。

"哇！阿是穴不见了，妈妈的肩膀好了耶。"当当开心地跳了起来。

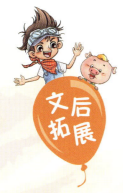

文后拓展

1. "阿是"是什么意思？

2. "阿是穴"在什么时候出现？

3. 插画涂涂色。

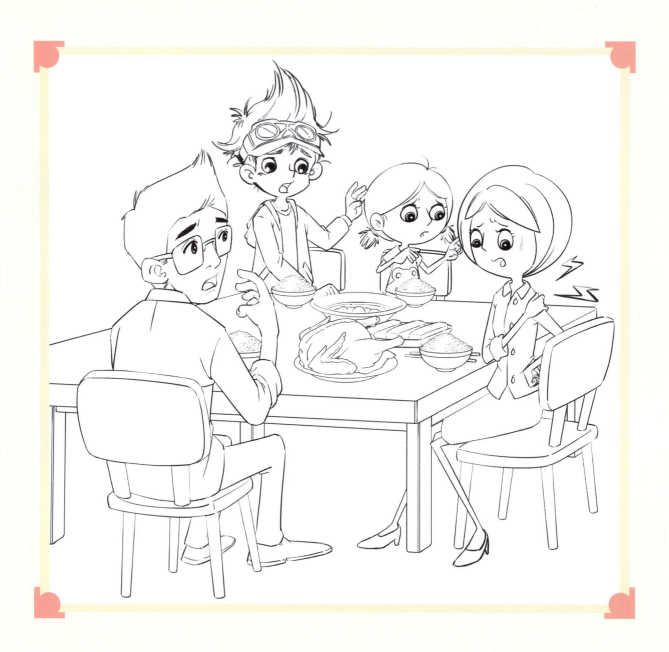

道地 药 材 哪里找

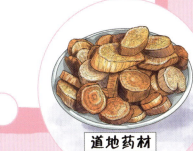

道地药材

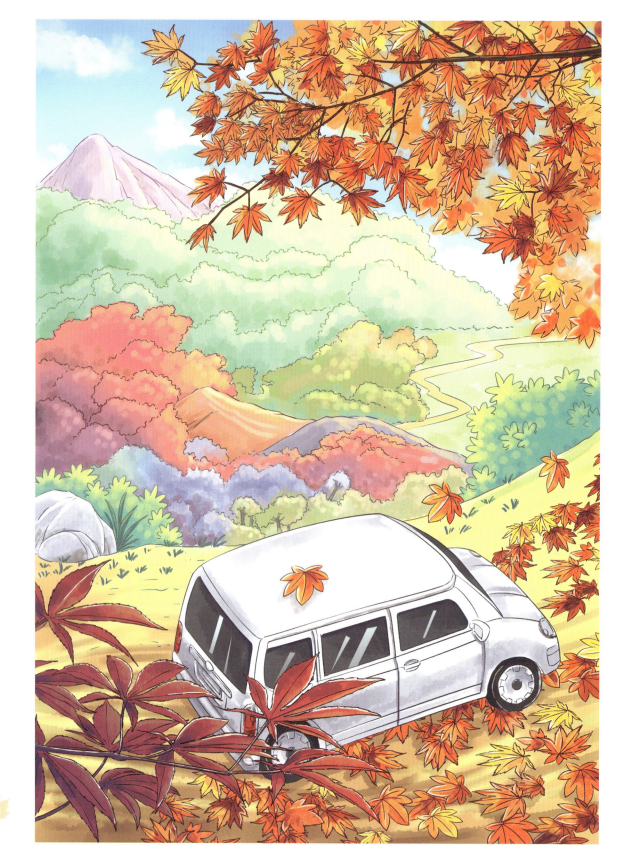

秋高气爽，当当一家人和阿莱莎、皮皮一起去看枫叶。

嘀嘀——汽车拐过山坡，一团团、一簇簇（cù）的红叶，霎（shà）时出现在大家的眼前。

火红的枫林在阳光的照耀下显得流光异彩，杏红、黄色的落叶更像是铺了一层金色的地毯，犹如油画般的梦幻斑斓（bān lán）。

当当和朋友们簇拥着、呼喊着跑进枫林。

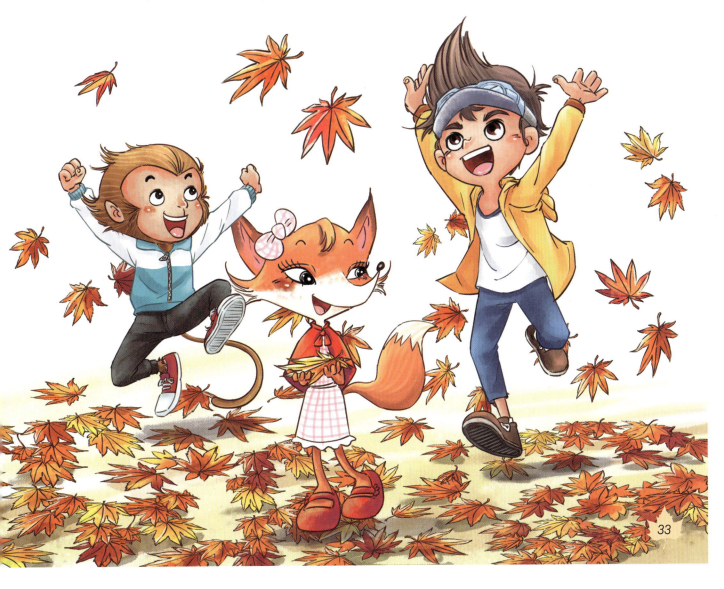

妈妈仰望着高大的枫树："传说在枫叶落下之前，能接住它的人会得到幸运。"

这时，一阵风吹过，枫叶纷纷飘落下来。"哇，我接住枫叶了，我也接住枫叶了耶……"阿莱莎和皮皮蜂拥而上。

爸爸抓起一把枫叶，抛向天空："传说能亲眼目睹枫叶成千成百落下的人，在心底许下一个愿望，在将来的某一天就会悄悄实现。"当当和朋友们奔跑着，抛洒着火红的枫叶……

"大家来吃点东西吧。"妈妈拿出蛋糕、烤火腿、香肠、饼干、饮料……

"这么好喝的饮料啊，蛋糕真甜、真好吃。"当当赞叹着。皮皮、阿莱莎拿着蛋糕说："真的是太好吃了。"

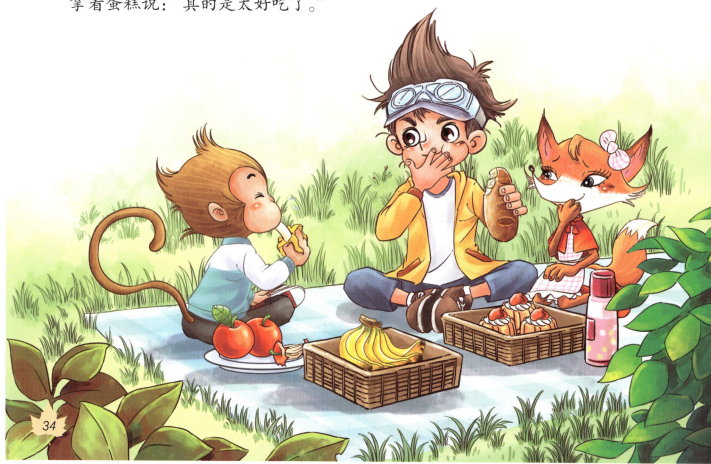

回家后，当当和皮皮因为吃得过多，有点积食，大便干结。

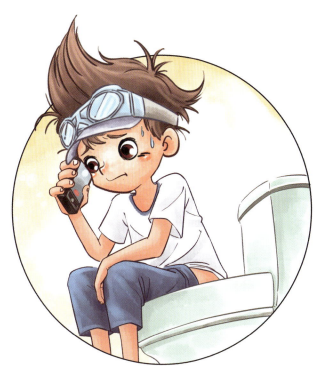

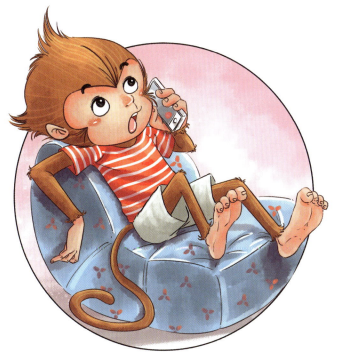

这天，当当给皮皮打电话："皮皮，你好点了吗？"皮皮说："花鹊医生给我用了山楂（zhā）和大黄，已经好了，当当，你呢？"

当当说："我用的也是山楂和大黄，效果不是很好啊。"

皮皮说："是花鹊医生给你开的药吗？"

当当说："不是哦。"

皮皮说："那快点把你的药拿给花鹊医生看看吧。"

当当、皮皮一起来到诊所，花鹊医生接过当当的药看了看说："哦，这里面可是很有学问的，我先问你一个问题吧，你喜欢吃红菜苔吗？"当当说："喜欢啊。"

花鹊医生说又问："最喜欢哪里的红菜苔啊？"

"当然是武汉洪山的红菜苔儿啊，炒腊肉很好吃的。"当当开心地说。

花鹊医生说："你知道吗？这种在唐代就和武昌鱼一样有名气的菜苔，只产在洪山。"

当当问："种在别的地方不行吗？"花鹊医生说："有人把洪山的泥土运到了北京，菜苔是长出来了，但颜色味道全变了。所以得天独厚的土壤（rǎng）、气候、水文、光照、地貌，会孕育出独特的物种。其实中药也是这样，讲究它的产地，把这些地方出产的品质佳、疗效好的药材称为道地药材。"

当当又问："道地是什么意思啊？"花鹊医生说："道地，就是指地理区域、方位、地带、地形、地貌。我给皮皮用的大黄，产于甘肃华亭，是道地药材，疗效自然就更好。你用的是一般大黄，疗效就比较差。"

"那怎么知道品质的好坏呢？"当当又问。

花鹊医生从药柜中拿出一些大黄："这是产于甘肃华亭的道地大黄，质地坚实、分量重，断面有锦（jǐn）纹及星点，表面黄棕色或者是红棕色，气味清香。再看看你用的大黄：质地轻泡，内心疏（shū）松，表面灰暗，星点凸起。"

当当仔细一看："真的区别好大啊！"

花鹊医生又说："中药里有很多道地药材，比如河南的怀山药，宁夏的枸杞子，四川的黄连，内蒙古的甘草，吉林的人参，云南的茯苓、三七等，都得到人们赞誉。"

花鹊医生继续说："这样吧，我再给你开一些药，很快就会好的。你是什么原因导致的积食、大便干结呢？"皮皮抢着说："我们去看枫叶，当当妈妈拿的蛋糕、饮料太好吃了，我们吃得太多了。"

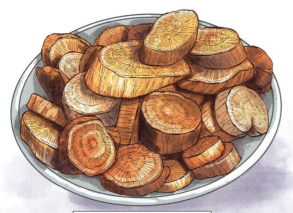

道地药材

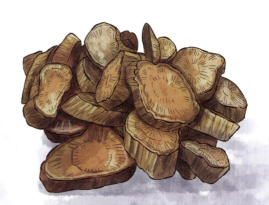

普通药材

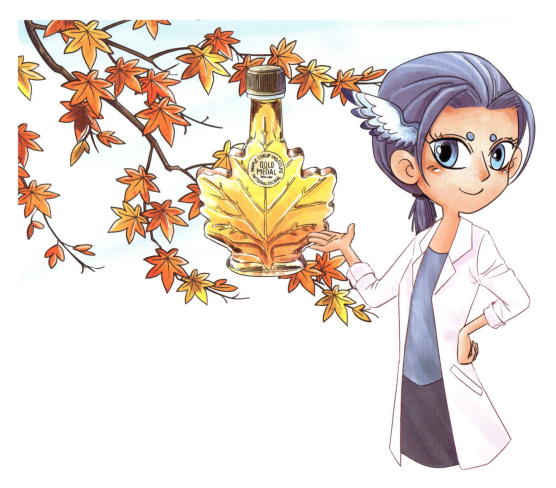

"你们知道蛋糕、饮料为什么特别好吃好喝吗？"花鹊医生问。

当当也很纳闷："为什么呀？"花鹊医生说："是因为使用了枫树糖浆（jiāng），你妈妈也特意送给了我一份。"

当当惊讶地说："啊？我们去看了漂亮的枫叶，还不知道那里的枫树居然还可以产糖浆？"

花鹊医生说："不，全世界的枫树大概有两百多种，只有北美地区，尤其是加拿大的糖枫树才可以产生糖浆，在世界上很有名气。"

"哦，加拿大国旗中央，就是一个大红的枫叶。"当当若有所思地说。

花鹊医生继续讲着："一株 15 年的糖枫树可连续产糖 50 年以上，在树干上钻一个孔，香甜的树汁源源不断地流了出来，然后熬制成甜美醇（chún）厚的枫树糖浆，就可以用于奶油、蛋糕、冰淇淋、糖果的制作了。"

当当恍然大悟："哦⋯⋯，难怪蛋糕那么好吃，饮料那么甜啊！花鹊医生，我更明白了道地药材的意思了。"

皮皮做了个鬼脸："我也明白了耶！"

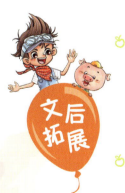

文后拓展

1. "道地"是什么意思？
2. 插画涂涂色。

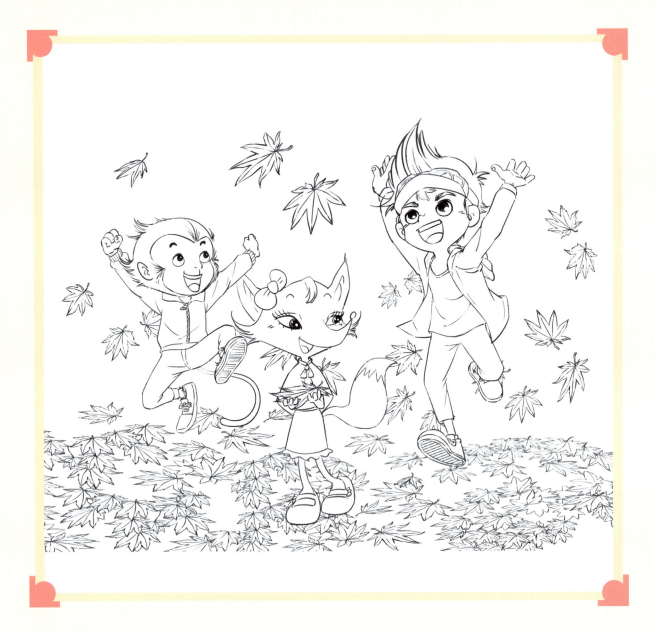

神秘的
红圆印

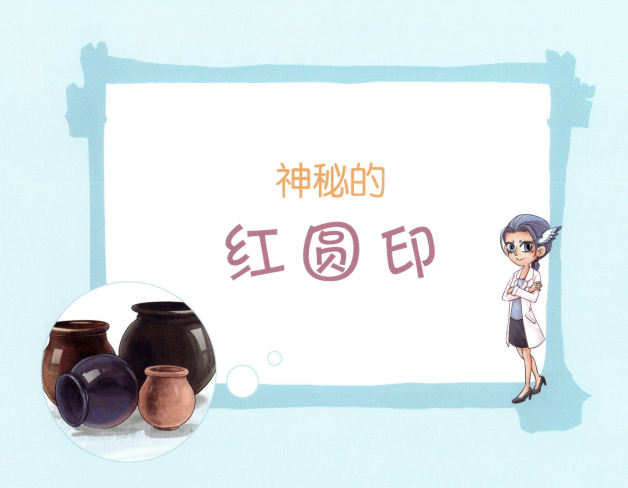

代文、松松、依菲这几天在嘀咕着一件事情，嫌自己的个子太矮，长得太慢了。

"嗨！你们想不想长高啊？"当当跑了过来。

"当然想啊！"依菲说："我做梦都想长高。"松松说："我也是，我好想长得和卡拉拉一样高，要是有灵丹妙药就好了。"

当当神秘地晃着头："我知道一个能让人长高的方法。"松松十分急切地问："什么方法，快说说！"当当说："跳绳，跳绳可以使人长得高。"松松说："真的吗？可是现在哪里有跳绳啊。"当当说："跟我来！"

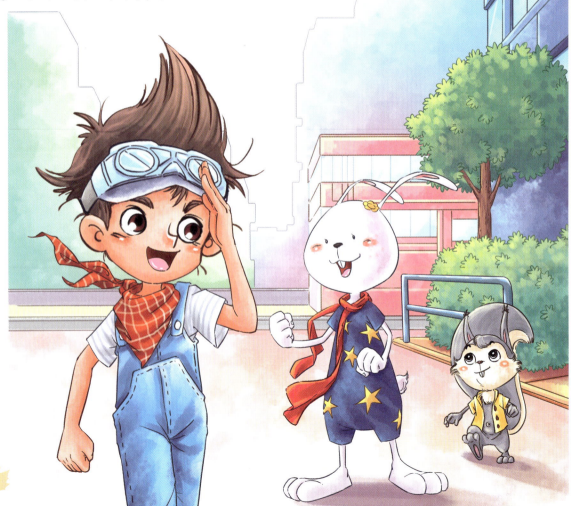

小区花园的空地上，卡拉拉、代文正和社区的叔叔往台子上放置跳绳，松松不解地问："这是怎么回事啊？"卡拉拉笑着说："咱们社区新增了跳绳体育项目，你们看，这牌子上写的什么？"松松念道："越跳越高，越长高！哇！那我们赶快开始跳绳吧！！"

　　卡拉拉和当当拉起绳子，挥动双臂，大家开始跳起了绳子。

　　依菲跳得好高啊，两只长长的耳朵像两个翅膀似的一上一下地扇动！代文没有跳几下呢，裤子就连连往下掉，他只好不停地提裤子，逗得大家哄堂大笑！

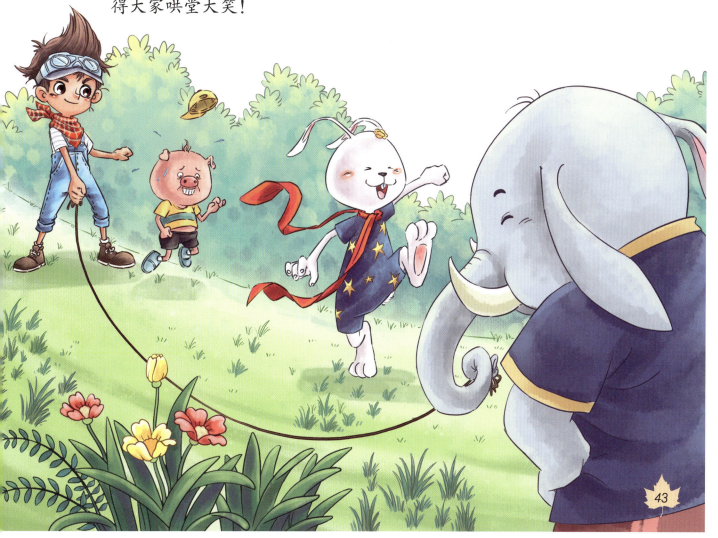

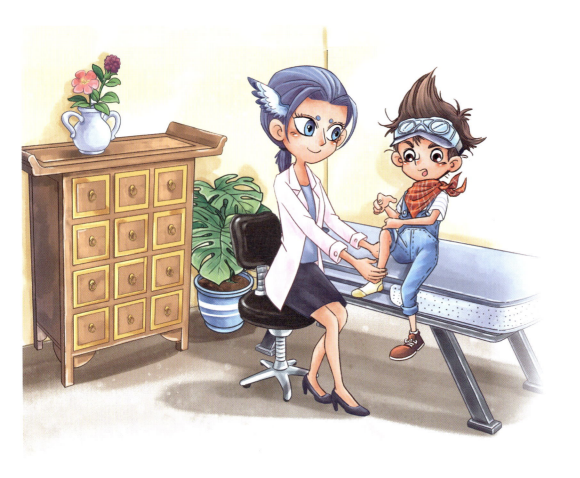

　　天快黑了，小朋友也都跳累了，松松说："当当，我们一起回家吧，你的个子已经够高了，不用使劲锻炼（duàn liàn）了。""你们先回去吧，我再跳一会儿。"当当拿着绳子继续跳。

　　这天，当当又在跳绳子，跳着跳着，就跳不动了，坐在地上直喘气说："好累啊，腿好痛啊。"妈妈说："你想长高的心情太急了，我们到花鹊医生那里看一下吧。"

　　花鹊医生诊断了一下病情说："当当，你这是运动过量，造成的肌肉酸痛，给你拔一个小小的火罐（guàn），效果会非常好。"

萝丝从澳洲回来了，还给大家带了礼物。

依菲发现萝丝的上臂有个红红的小圆印，在袖子里时隐时现："萝丝，你纹身了吗？这是什么神秘图案啊！"

萝丝刚想解释，松松打来了电话。"萝丝，我要到花鹊医生那里看当当，今天不能到你家玩儿了。"萝丝问："当当怎么了？"松松说："他的腿有点疼。"萝丝妈妈关心地说："我们去看看吧。"

诊所里的当当紧张地抱着双腿坐在椅子上，对来看自己的萝丝说："萝丝，我跳绳过量了，腿有点疼，花鹊医生说要给我拔火罐，我有点害怕。"

萝丝不慌不忙地说："拔火罐，我知道的，不用怕。"萝丝掀起衣袖，臂上露出一个红圆印。

"啊，萝丝你这是怎么了，疼吗？"当当说。

"这是拔火罐留下的，不疼的。我在澳洲看游泳比赛，很多运动员身上都有几个红红的圆印。"萝丝说。

萝丝妈妈说："这个印记被称为来自东方的神秘红圈。刚开始还以为中国队为了拿冠军，睡觉时，把奖牌压在身体下面，以求吉利造成的。其实是用中医拔火罐的方法缓解肌肉紧张疼痛，消除疲劳留下的痕迹。"

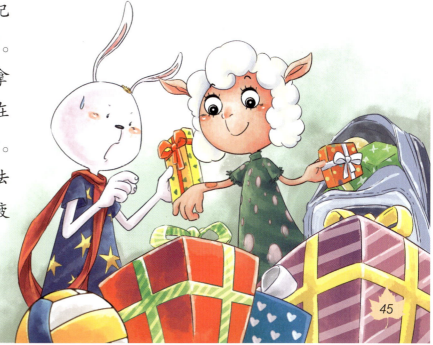

花鹊医生说："对，中医的拔罐是一种自然疗法，可以缓解肌肉压力，促进血液循环，减轻疼痛。"

当当问："用这个小小的罐子就可以吗？"

"拔罐的罐子有很多种。"花鹊医生带着大家来到一个展柜前面，里面放置有竹筒火罐、陶瓷（táo cí）火罐、玻璃拔火罐、抽气罐、角制罐、紫铜罐、砭（biān）石拔罐、硅（guī）胶拔罐。

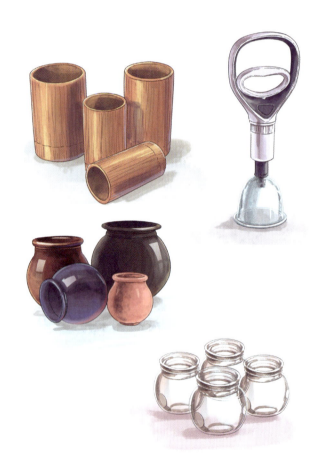

花鹊医生拿着硅胶拔罐说："这个罐子是用硅胶做成的，很柔软，按压一下就可以吸附在皮肤上，特别适合儿童使用。当当，我们来试一下怎么样？"

"好吧！"当当躺在床上，不由自主地闭上了眼睛。

花鹊医生将硅胶拔罐轻轻地吸附在当当腿部的承山穴上，稍微停留后，取下罐子。

"怎么这么快就好了，一点儿也不疼呀。"当当低头看了看腿上2个浅浅的粉粉的红印，活动了一下，感觉好多了。

花鹊医生嘱咐道："你回家再休息一下，以后跳绳锻炼不要过度，就没问题了。"

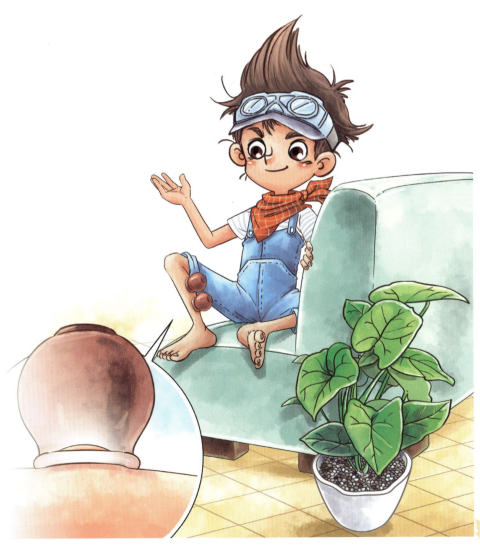

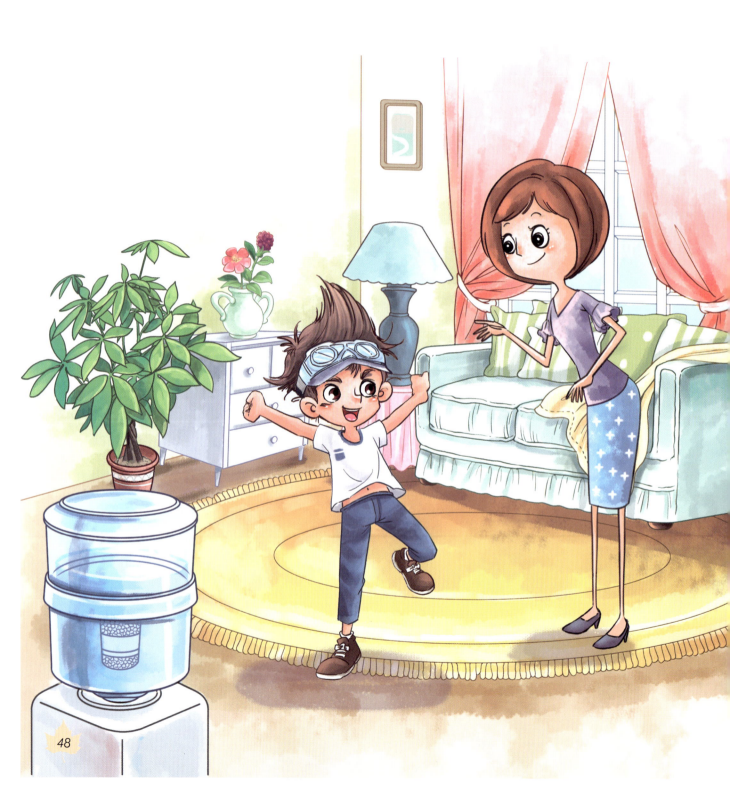

周末的一天下午，当当洗完澡穿衣服的时候，发现自己的小肚腩（nǎn）漏出来一截："妈妈，快来，我的衣服是怎么回事啊？"

妈妈走过来一看高兴地说："当当，这是你长高了，衣服变短了啊。"

"哦，我长高了，我长高了耶！"当当激动地举着双手欢呼起来！

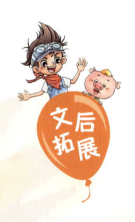

1. 当当腿上为什么出现了圆红印？
2. 插画涂涂色。

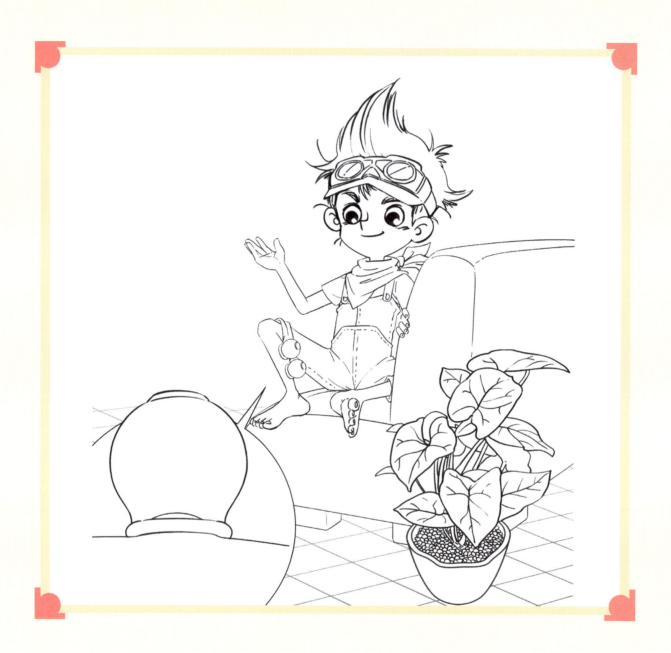

2016 年仲秋赴澳大利亚访问，无意中接触到了《Maya & Friends Visit The Acupuncturist》(《玛雅和朋友们拜访针灸师》)《The Yellow Monkey Emperor's Classic of Chinese Medicine》(《黄帝的中医经典》)这些充满了童趣的儿童中医英文读本，两书的作者和插画师，即注册中医针灸师 Samara White（萨玛拉·怀特），Troy White（特洛伊·怀特）和中医师 Damo Mitchell（达莫·米切尔），Spencer Hill（斯潘塞·希尔），都是地地道道的美国人和英国人，当我看到它们的时候，首先是惊讶，如此有趣的儿童中医漫画绘本竟然出自一个外国人之手，紧接着便陷入了久久的沉思……

中医学为中华民族的繁衍昌盛及大众健康做出了巨大的贡献，并作为中国传统文化的一种特殊符号，逐渐走出国门，获得了世界人民的青睐，体现了科学原创性的重要，我们则应从更加广泛的角度予以珍视和传承，包括对儿童的科普，要采用鲜活生动的表达形式，轻松幽默、生动有趣、短小灵活的漫画就是非常好的选择，在内容上要处理好"走近科学"是"近"而不是"进"！要知识性和趣味性兼顾。

而浏览百度、当当、北京中关村图书大厦，儿童中医漫画科普读物寥寥无几，漫画在哪里？小动物在哪里？小故事在哪里？我们的孩子了解中医的有多少？我们有如此有趣的儿童中医读本吗？作为长期从事中医高等教育和中医文化研究的工作者，一种使命感油然而生，遂力邀李成文教授一道开始了儿童中医趣味漫画插图本《爱提问的当当》系列丛书的创作。本丛书用拟人化的手法，从孩子们平素的生活趣事切入，比如郊外踏青、露营、野餐、做各种游戏、亲临诊所、参观药园和医药博物馆，以精美的画面、小品化的形式去触及一个个科学知识点，告诉孩子们一些中医的道理，将中医知识融入童趣的故事之中。让孩子们身临其境，亲身体验中医药的魅力，了解中医药文化，开阔眼界，培养动手能力和科学探究的意识。整个读本有节奏，有韵律，有层次……文学性、可读性、趣味性、知识性完美结合。

承蒙中国健康传媒集团中国医药科技出版社、中国中医药研究促进会和白茶非物质文化传承人杨丰先生的厚爱，在其大力支持下，一套 6 册共 30 个故事的《爱提问的当当》系列丛书得以问世，我们终于有了自己图文并茂、生动有趣的儿童中医科普漫画插图读本，在此，感谢所有支持帮助过我们的亲人和朋友们！

谨此，献给我们可爱的孩子们！

王琳

2018 年 12 月 10 日

作者简介

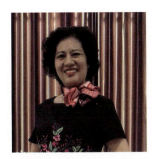

王琳

河南中医药大学教授，中国中医药研究促进会中医药文化专业委员会副会长，长期从事中医学的教学、临床、科研及中医文化的研究。全国中医药文化宣传教育基地、高校中医药与经济社会发展研究中心项目《北宋中医药文化资源挖掘与研究》《社会背景对仲景文化的影响》项目主持人。高校海外文化交流项目《中医史话》项目主持人。中小学科普读本《中医文化进校园》学术指导顾问。

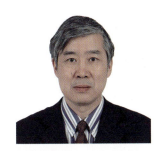

李成文

河南中医药大学教授，博士生导师，中医各家学说教研室主任，河南省中医医史文献重点学科带头人。兼任中国中医药研究促进会学术流派分会副会长、中医药文化专业委员会副会长，中华中医药学会名医学术分会名誉副主委、医史文献分会常委，河南省中医医史文献分会副主委。主要从事中医教育、神经内科疾病研究及中医药文化与科普工作40年。主编全国教材3部，学术著作60部，中医文化科普著作5部，发表学术论文120余篇，荣获省部级奖励5项，主持自然科学及人文项目10余项。

图书在版编目（CIP）数据

找到小秘密 / 王琳，李成文著 . — 北京：中国医药科技出版社，2018.12
（爱提问的当当）
ISBN 978-7-5214-0658-0

Ⅰ.①找⋯　Ⅱ.①王⋯②李⋯　Ⅲ.①中国医药学—少儿读物　Ⅳ.① R2-49

中国版本图书馆 CIP 数据核字（2019）第 004507 号

插 画 师　曹永杰　冯娅
美术编辑　陈君杞
版式设计　也　在

出版　**中国健康传媒集团**｜中国医药科技出版社
地址　北京市海淀区文慧园北路甲 22 号
邮编　100082
电话　发行：010—62227427　　邮购：010—62236938
网址　www.cmstp.com
规格　889×1194mm $\frac{1}{16}$
印张　3 $\frac{3}{4}$
字数　32 千字
版次　2018 年 12 月第 1 版
印次　2018 年 12 月第 1 次印刷
印刷　三河市万龙印装有限公司
经销　全国各地新华书店
书号　ISBN 978-7-5214-0658-0
定价　**29.00 元**

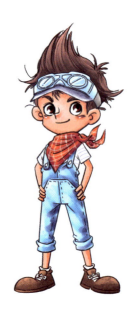